SOCIÉTÉ D'HYPNOLOGIE ET DE PSYCHOLOGIE

Séance du 19 février 1901.

Stigmates de dégénérescence mentale et psychothérapie,

Par M. le Docteur Paul Farez.

Nous avons lu, dans l'un des derniers numéros de la *Revue de l'Hypnotisme* (1), une leçon fort intéressante faite à la Salpêtrière par notre honoré Président, M. le Dr Jules Voisin. Il s'agissait, vous vous en souvenez, d'une femme qui présentait des stigmates de dégénérescence mentale avec phobies multiples.

Or, j'ai soigné, l'été dernier, une femme qui présentait des stigmates mentaux de même nature, et je désire vous exposer brièvement son cas pour deux raisons : 1° pour contribuer à montrer que ces stigmates mentaux de dégénérescence, quoique dérivant d'un fond à peu près identique, se diversifient considérablement dans le détail et présentent une symptomatologie très variée ; 2° pour contribuer aussi à montrer que, dans ces cas, si la suggestion ne fait pas toujours merveille, elle n'est cependant pas négligeable.

*
* *

Il s'agit d'une femme âgée de 57 ans, Mme C..., grande, forte, solidement charpentée et musclée.

Elle s'est mariée à 17 ans. Un mois après ce mariage, son mari tombe malade et elle le soigne, jour et nuit, avec un grand dévouement pendant vingt années. Elle est veuve depuis vingt ans.

Elle avoue qu'avant son mariage elle était peu équilibrée. Elevée en province dans un milieu de protestants convertis au catholicisme, mais restés puritains, elle a été, dit-elle, étouffée et comprimée. Obligée de se soumettre aux exigences étroites et mesquines de son entourage, elle s'est courbée de fait, non de consentement ; elle se révoltait intérieurement, sans jamais laisser rien paraitre au dehors ; jusqu'à son mariage, elle vécut solitaire, renfermée, concentrée.

Une fois mariée, la voilà transformée en garde-malade au bout d'un mois. Femme de son mari, elle ne l'est guère que de nom. Tout entière

(1) Novembre 1900.

8 T 1022

occupée à le soigner, elle passe de très nombreuses nuits à son chevet et supprime toute relation mondaine. Cela a duré vingt ans.

Aujourd'hui, elle prétend qu'une telle existence l'a « détraquée », épuisée, usée. Elle se sent lasse, sans force, sans volonté, incapable de s'affranchir des obsessions et impulsions tyranniques qui font de sa vie un véritable enfer.

En voici les principales :

I

Depuis 1868, elle s'imagine qu'elle porte malheur, qu'elle a, dit-elle, le mauvais œil. Elle énumère les nombreux parents ou amis dont la mort, prétend-elle, a été la conséquence d'un de ses actes, d'une de ses paroles ou d'une de ses pensées.

Cette crainte de faire mourir les autres la harcèle aujourd'hui jusqu'à « quarante fois par minute », — à ce qu'elle soutient. Et, pour détourner de ceux qui lui sont chers le mal qu'elle s'imagine leur causer en pensant à eux, en leur parlant, en leur serrant la main, etc., elle a pris l'habitude, suivant son expression, de *conjurer* immédiatement le malheur qui va arriver et cela en le rejetant sur des *indifférents* qu'elle a vus dans la rue ou en omnibus, voire même sur des bêtes. Ce besoin de conjurer s'impose à elle d'une manière irrésistible.

II

Depuis 1877, elle n'ose regarder les gens en face ; elle fuit leur regard, comme si, dit-elle, elle était honteuse ou avait quelque chose à se reprocher. Cela ne lui arrive qu'en présence des hommes, sans qu'il s'y mêle aucune mauvaise pensée, s'empresse-t-elle d'ajouter, car elle se trouve horriblement gênée, même devant un vieillard, devant son fils ou des indifférents qu'elle n'a jamais vus. Elle en souffre doublement, d'abord parce qu'elle a le sentiment d'être ridicule, ensuite parce qu'elle se dit : « Si j'ai l'air embarrassé, qu'est-ce que ce monsieur va penser de moi ! »

III

Il y a sept ans, en 1893, elle a peur d'un cheval emporté et ses règles sont supprimées tout d'un coup. Dès lors, elle qui a toujours été très calme du côté des sens, — et pendant les vingt ans qu'a duré la maladie de son mari et pendant les vingt années de son veuvage, — éprouve des sensations génitales qui surviennent sous forme de crises aiguës, d'abord deux fois par jour, à heure fixe, puis plus souvent, quand elle concentre son esprit, quand elle fait les comptes de sa cuisinière, surtout quand elle est à l'église. Ce sont, dit-elle, des soubresauts, des spasmes ; c'est comme si un enfant me remuait dans le ventre ; j'éprouve une irritation extrême et me trouve dans un état intolérable. Au lit, je mords mes draps ; le jour, je me raidis, mais en vain ; j'ai beau essayer de résister, toujours je finis par être vaincue : une impulsion violente entraine ma main, tel un enfant qui, pris d'une rage de dents, s'enfonce les doigts dans la bouche. Si j'avais recherché ces sensations, continue-t-elle, j'aurais vécu autrement : les occasions de me remarier ne m'ont pas manqué. Jadis, le Dr Luys m'avait dit : « Si vous voulez vous guérir, remariez-vous ! » Je ne suis plus retournée le voir, tellement j'ai été indignée de ce conseil.

Néanmoins elle se désole d'être en proie à ce besoin irrésistible dont, tout de même, elle a honte.

IV

Deux ans après, en 1895, il s'est surajouté quelque chose de nouveau. Mme C... a été jadis fort jolie et il lui est très désagréable de se voir vieillir. Elle a entendu dire que, grâce à l'électricité, on pouvait prévenir les rides et empêcher la figure de se déformer. Elle a donc suivi un traitement électrique chez un spécialiste en la matière.

Or, bientôt, elle prétend qu'on lui a précisément déformé le visage, qu'on l'a « aplati d'un côté et élargi de l'autre ». Elle se voit « la figure de travers ». A chaque instant elle se regarde dans la glace pour constater et déplorer à la fois sa prétendue asymétrie faciale.

Pour y remédier, elle se met à tirer sur ses muscles du visage ; elle les masse, les malaxe, les triture, et cela à l'église, en omnibus, en voiture, chez elle, toutes les fois qu'elle est seule. A force de me « tripoter » la figure, dit-elle, je me l'abime davantage, mais je ne puis m'en empêcher.

Voilà donc encore une impulsion violente et irrésistible.

* * *

Mme C... se plaint de ne plus pouvoir trouver ses mots ni condenser ses idées. Cependant elle parle avec volubilité pendant des demi-heures et des heures entières. Incapable de vouloir, elle « se manque à elle-même » et se lamente de sa détresse morale.

Un rien lui cause des angoisses. Par exemple, avant d'ouvrir une lettre, elle souffre « terriblement », car elle sent, dit-elle, qu'il va lui arriver quelque malheur ! Si une lettre de son fils est en retard d'un ou de deux courriers, Mme C... devient inquiète, nerveuse, agitée ; elle s'affole, craint que son fils ne soit mort ou n'ait été tué et, aussitôt, elle lance dépêche sur dépêche.

Elle a l'obsession du chiffre 8. Le 8 de chaque mois, très régulièrement, elle passe une mauvaise nuit. Il lui arrive quelque chose de fâcheux quand elle va dans une maison qui porte le n° 8 ou quand elle reçoit une personne qui habite un n° 8. Sa mère avait l'obsession du chiffre 7, sa grand'mère celle du chiffre 13.

A chaque dizaine d'années, elle a, prétend-elle, une crise violente de l'imagination ou des sens, à quarante ans plus qu'à trente, à cinquante plus qu'à quarante ; celle qu'elle aura à soixante ans sera également, prophétise-t-elle, plus forte que les précédentes.

Le vert et le bleu exercent sur elle une heureuse influence; le jaune, au contraire, lui est désagréable et funeste. Comme l'or est jaune, elle ne porte ni chaîne ni bijou. Elle ne peut souffrir la musique instrumentale; le chant, toutefois, la met en extase.

* * *

Mme C... a une hérédité assez chargée. Sa grand'mère est morte folle; son grand'père larmoyait dès qu'il entendait quelques notes de musique ; son père était irritable, passionné, violent. Sa mère présente un état mental analogue à celui de sa fille et toutes deux exercent la plus détestable influence l'une sur l'autre.

La mère de Mme C... a deux cauchemars dans son existence : ses domestiques et sa belle-fille.

Ses domestiques veulent l'empoisonner ; déjà ils l'ont tenté plusieurs fois. Rien cependant ne servirait d'en changer, car les nouveaux seraient bien vite subornés par sa belle-fille. Aussi, quand il lui arrive d'aller dîner chez son fils, elle emporte son eau et son pain ; l'été, lorsqu'elle est à la campagne, elle fait venir son eau de Paris.

Quant à sa belle-fille, c'est une envieuse, une jalouse, une intrigante, une « vraie ficelle »; elle se conduit mal avec un haut dignitaire du clergé catholique, elle gagne les domestiques de sa belle-mère pour isoler celle-ci du reste de la famille, pour l'empoisonner, etc.

Mme C... et sa mère n'habitent point ensemble, mais elles se voient tous les jours et ressassent perpétuellement ensemble ces prétendues histoires d'empoisonnement ou d'inconduite; elles se montent toutes deux contre ladite personne qui, prétendent-elles, les fait suivre, devine leur pensée avant qu'elles aient parlé, etc. En somme, elles se rendent très malheureuses; elles ont renoncé au monde, ne voient personne, vivent en solitaires et ont pris la vie en dégoût.

* * *

Mme C... est depuis de longues années soignée par l'un des médecins les plus recherchés du corps des hôpitaux. Elle va le voir en moyenne une fois par mois. S'il la « reçoit bien », elle se trouve bien pendant un mois; si, d'après les moindres indices, elle se figure qu'il est affairé, soucieux, fatigué, elle se trouve mal pendant tout le mois qui suit.

Ce médecin, sans pratiquer délibérément l'hypnose, exerce personnellement sur ses malades une influence psychique considérable. En sa présence, Mme C... est comme engourdie et ne sait pour ainsi dire plus parler; elle ne retrouve sa pensée qu'une fois sortie de chez lui, mais la main qu'il lui a serrée est restée chaude; elle se sent remontée et réconfortée; elle a trouvé en lui le guide, le soutien moral, le directeur de pensées dont elle a besoin.

Or, sous l'influence d'ennuis et de préoccupations de divers ordres, il y a eu chez Mme C... une recrudescence des symptômes morbides. C'est alors que ce médecin m'a fait l'honneur de m'adresser sa malade, en me priant de la soumettre systématiquement à un traitement psychothérapique suivi.

J'ai eu l'heur d'obtenir de Mme C... la confession détaillée de toutes ses misères. Elle me raconta des choses qu'elle n'avait jamais osé, disait-elle, raconter à un médecin. Elle en éprouva un grand soulagement. Mais cela ne suffisait pas et je me mis en devoir de la soumettre au sommeil provoqué pour la suggestionner plus aisément. Ce ne fut pas très facile.

En effet, à notre première séance, Mme C... est incapable de maintenir fixement son regard et de concentrer son attention. Désireux de m'adresser alors non plus à l'appareil de la vue mais à celui de l'ouïe, je la prie de fermer les yeux et je les lui tiens clos avec ma main. Mais, pendant que je m'efforce de provoquer l'hypotaxie par le maintien d'une sensation auditive, monotone et uniforme, sa pensée distraite vagabonde à l'aventure. Bien plus, dès qu'elle s'est aperçue que ma main persiste à lui occlure les paupières, elle se préoccupe du mal qui va résulter pour moi de ce contact et, charitablement, elle ne cesse de « conjurer » suivant son expression.

Cependant, petit à petit, à force de patience et de ténacité, je suis parvenu à la plonger dans un état suffisant d'hypotaxie. Elle n'a jamais dormi, à proprement parler et n'a jamais complètement perdu la conscience de ce qui se passait. Cependant elle se trouvait engourdie; ses membres lui semblaient très lourds et elle n'aurait pas pu se lever; elle éprouvait un grand sentiment de bien-être et sentait que la suggestion agissait puissamment sur elle.

Nos séances ont eu lieu d'abord tous les jours, puis tous les deux ou trois jours. Chaque fois, elle me disait qu'elle était heureuse de venir: elle éprouvait un grand soulagement à s'épancher auprès de quelqu'un « qui l'écoutait, se montrait compatissant, comprenait ses maux et s'appliquait à les soulager. » A la fin de chaque séance, elle déclarait se sentir très bien.

Mme C... se trouve bientôt plus calme et passe de bonnes nuits. Les crises des sens deviennent de plus en plus rares, puis disparaissent tout à fait; après la quatrième séance, elle a pu rester toute une journée sans se tripoter et ce triomphe la rend très fière. Petit à petit, les conjurations diminuent, sans toutefois disparaître complètement; mais elles ont un caractère beaucoup moins impérieusement tyrannique. Ces divers phénomènes morbides ont parfois une tendance à récidiver; parfois survient une petite rechute, à laquelle la suggestion remédie, au moins pour un temps.

Il va sans dire qu'en outre des séances de suggestion, j'eus soin de surveiller ses fonctions digestives, comme aussi de lui trouver un emploi du temps minutieux et varié, de telle sorte qu'à chaque heure du jour elle fût distraite de ses obsessions coutumières. Je lui dosai ses lectures; je lui fis faire des rédactions sur des sujets déterminés; j'obtins qu'elle écrivit le résumé de tel chapitre ou le récit de telle promenade; je l'envoyai faire de fréquentes visites à l'Exposition; suivant mes indications, elle assista régulièrement aux réunions des sociétés philanthropiques dont elle faisait partie; elle fit de la bicyclette en chambre, se remit aux travaux de dentelle et de tapisserie, prit des leçons de peinture sur émail, etc.

De plus, afin de lui procurer une certaine asepsie psychique, j'insistai pour qu'elle vît sa mère beaucoup moins souvent et pour que, systématiquement, elle s'appliquât à l'entretenir de toute autre chose que des prétendues infamies de sa belle-sœur.

Nous avons ainsi obtenu tout un mois de tranquillité.

Or, un beau jour, Mme C... m'arrive et me dit : « Depuis hier, je conjure sans cesse et je me tripote de plus belle ! » Elle avait, par hasard, rencontré à l'Exposition sa belle-sœur tant exécrée : cette rencontre fortuite avait suffi pour déclancher ce que nous avions si laborieusement échafaudé.

A la suite de cette sérieuse rechute, j'ai eu beaucoup de peine à rétablir un calme relatif. Mme C... dut alors quitter Paris pour aller s'installer à la campagne, comme chaque année.

* * *

Un mot pour finir.

Dans les cas analogues à celui qui vient d'être rapporté, la cellule nerveuse, plus ou moins tarée, est ce qu'elle est, et aucun moyen thérapeutique n'est susceptible d'amener une *restitutio ad integrum*. Cela est tellement vrai que Charcot jadis aurait dit à Mme C... « Vouloir vous guérir ? Autant vouloir empêcher l'eau de couler. » Cependant, la psychothérapie, sous toutes ses formes, permet de rassurer la malade, de lui rendre le calme, de lui faire prendre patience, de lui procurer quelque allégement et quelque répit. Sans doute les améliorations sont fragiles et un rien provoque une rechute : de toute manière, il faut que l'on revienne à la charge souvent et longtemps. Néanmoins, quoique la suggestion ne donne guère dans ces cas des résultats très durables, son action est suffisamment appréciable pour qu'on la recommande, à condition, bien entendu, qu'on n'ait pas l'imprudence de lui demander plus qu'elle ne peut donner.

PARIS IMP. A. QUELQUEJEU, RUE GERBERT, 10.

www.ingramcontent.com/pod-product-compliance
Lightning Source LLC
LaVergne TN
LVHW012024170826
845678LV00004BA/1635

* 9 7 8 2 3 2 9 6 2 2 9 4 1 *